El colon incorregible

corregido mediante

irrigación

medicamentosa

Escrito por: Oscar Botto Schellberg

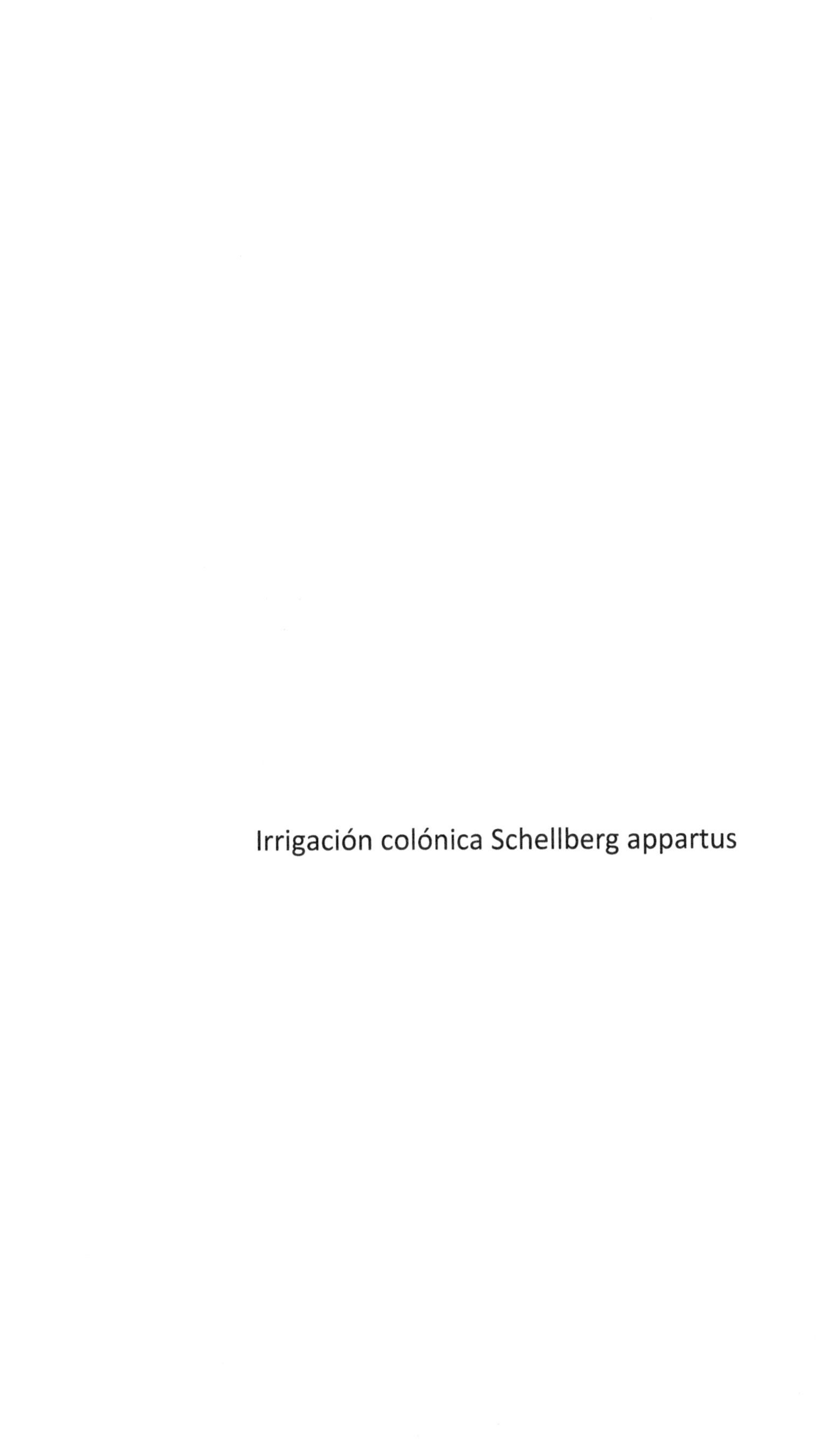

Irrigación colónica Schellberg appartus

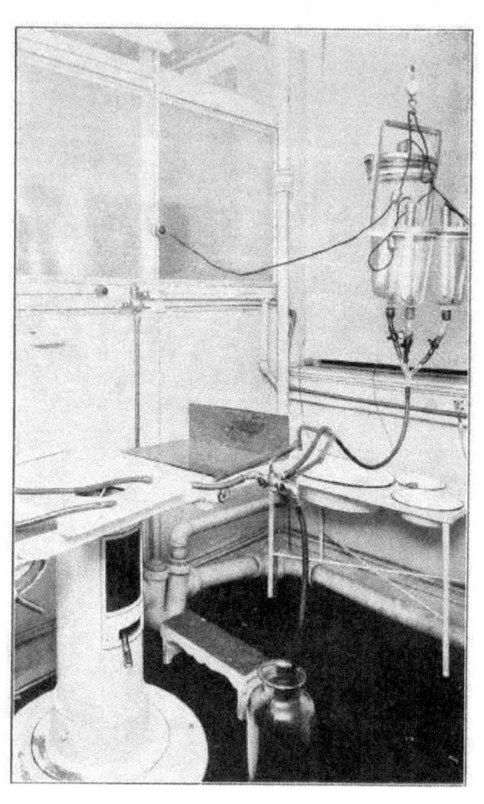

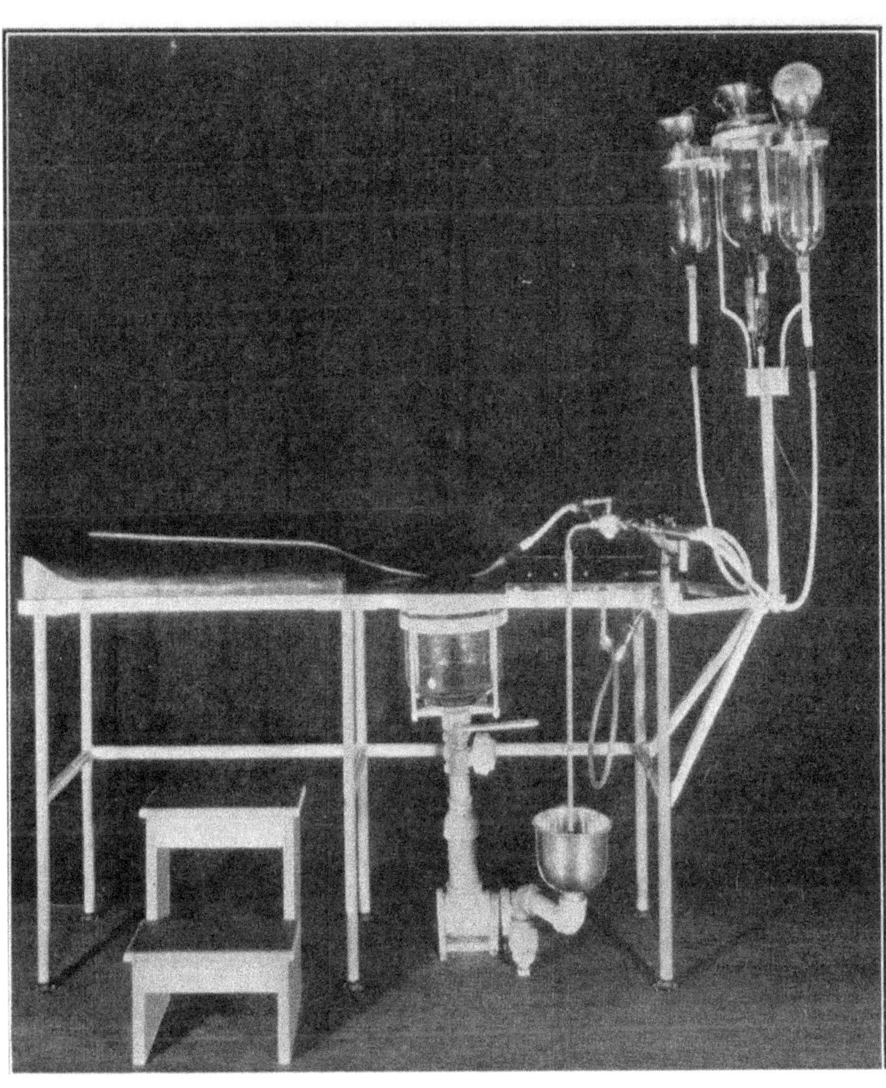

Al nacer, el meconio o contenido intestinal del feto es prácticamente estéril. No es hasta pasado más de un día cuando empiezan a aparecer bacterias en el tubo digestivo del lactante. Las condiciones que rodean al recién nacido influyen en gran medida a la hora de determinar el número y la variedad de los organismos que, a partir de ese momento, acceden al tubo digestivo por la boca o el ano. Si el clima es cálido o el entorno del recién nacido es impuro, se producirá, por supuesto, un crecimiento más exuberante que cuando prevalecen condiciones opuestas. Una vez que la lactancia se ha establecido y el contenido intestinal del recién llegado se impregna de leche, el número de bacterias en el canal digestivo aumenta rápidamente. Alrededor del tercer día después del nacimiento, se puede detectar el bacilo bífidus, un anaerobio obligado de carácter fermentativo.

Este bacilo actúa sobre la lactosa y otros azúcares, formando ácido en cantidades considerables, pero no produce gas. El bacilo coli se encuentra pronto en la válvula ileocecal y en el ciego, así como en el colon. Se observa que los intestinos de los lactantes alimentados artificialmente producen una flora mucho más variada que los alimentados por el método natural. Cuando el individuo alcanza la madurez, la flora bacteriana del intestino grueso estará constituida en su mayor parte por bacilos licuadores aerobios -tanto de tipo formador de esporas como no formador de esporas- junto con un número limitado de bacterias anaerobias. La presencia de estos organismos es, por supuesto, perfectamente normal cuando permanecen en su ubicación adecuada, pero es importante darse cuenta -citando la expresión de Kendall- de que "los organismos intestinales normales son 'oportunistas', potencialmente capaces de convertirse en invasores cuando las barreras que normalmente bastan para limitar su desarrollo al lumen del canal alimentario se deterioran, dando lugar a infecciones endógenas". Debemos recordar también que el intestino está constantemente invadido por organismos extraños procedentes del mundo exterior, y es su presencia la que induce cambios en las bacterias intestinales normales y modifica sus actividades. "Los organismos intestinales normales, o tipos indistinguibles de ellos por los métodos ordinarios de estudio, pueden multiplicarse con exuberancia anormal a través de condiciones inusuales, extender su hábitat y desplazar a algún organismo existente, conduciendo finalmente a actividades anormales en el canal alimentario que pueden ser perjudiciales para el huésped." Así, vemos que desde la infancia hasta la vejez, el intestino es un campo de batalla en el que tiene lugar una lucha incesante entre la población nativa y el invasor extranjero. Además, es evidente que el estado de la flora intestinal es uno de los factores más importantes que influyen en la salud e incluso determinan la duración de la vida. Hace más de un cuarto de siglo, Jacobi observó que los intestinos poseen no sólo el poder propulsor que llamamos peristalsis, sino un movimiento inverso o antiperistalsis, un impulso que se produce a intervalos regulares siempre que el ciego tiene un contenido líquido. Cannon realizó más tarde un estudio especial de este peristaltismo inverso tal como se produce en los gatos, y más recientemente, Case ha realizado amplias observaciones radiográficas en sujetos humanos. Estos movimientos inversos rítmicos son interrumpidos a intervalos regulares por un peristaltismo descendente, pero es la acción de la válvula ileocecal la única que impide que el contenido del ciego sea empujado hacia atrás en el intestino delgado cada vez que se produce el peristaltismo inverso. Sin embargo, en los intervalos entre las ondas de retroceso, la válvula se relaja, de modo que parte del contenido intestinal puede pasar al ciego. Esta acción parece contribuir en gran medida a agitar el material líquido y esparcirlo por la superficie del ciego y el colon ascendente, favoreciendo así la absorción de líquido y el moldeado y secado del residuo intestinal que desciende hacia el intestino grueso. Además del peristaltismo descendente e inverso, el ácido carbónico y otros gases que se generan en el tubo digestivo por la acción de los fermentos bacterianos sobre el almidón, la celulosa y materiales similares actúan como un poderoso estímulo para la actividad muscular del colon. En el ciego normal, estos gases producen una constante distensión y contracción del órgano, que continúa a lo largo de todo el colon. En su estado normal, toda la longitud del colon se caracteriza por ligeras depresiones o bolsas en las que la masa del contenido intestinal es presionada por la acción peristáltica y la fuerza de los gases presentes en el intestino, de modo que el líquido es constantemente absorbido de él, y su consistencia cambia continuamente a medida que avanza a través del colon. Una comprensión de estos hechos hace que sea fácil entender por qué el mantenimiento de un buen drenaje de todo el tracto alimentario es tan esencial para la salud y el metabolismo adecuado. Dada la presencia constante de bacterias fermentativas y putrefactivas, la acción del peristaltismo y la estructura del tubo colónico, cualquier cosa que interfiera, aunque sea en un grado mínimo, con la expulsión regular de los productos de desecho del proceso digestivo tendrá, prácticamente con toda seguridad, resultados muy graves. Las evacuaciones incompletas e infrecuentes del intestino pueden deberse a divertículos o a un aumento del tamaño de los sáculos normales del colon. Si estos sacos son lo suficientemente profundos, las heces pueden acumularse en ellos, y su paso ser seriamente retrasado o impedido por completo. La acumulación de una gran cantidad de residuos en un fondo de saco de este tipo puede dar lugar a un estado de costipado crónico, ya que el peristaltismo se verá muy dificultado, e incluso se producirá obstrucción, mientras que todo el intestino puede ser arrastrado hacia abajo, dando lugar a enteroptosis y angulación, o incluso produciendo enterospasmo. Todo esto aumentará los obstáculos en el camino de la corriente fecal a través de la parte afectada del intestino. Si estas bolsas son largas y estrechas, su acción es muy parecida a la de las adherencias bandulares, de modo que pueden causar obstrucción por presión directa sobre el intestino, o un mayor o menor grado de estrangulación. La hernia de la mucosa puede formarse en diferentes partes del intestino por la cesión de la capa muscular, disminuyendo así el poder de propulsión de la pared y favoreciendo la impactación hasta que se produzca un abombamiento decidido en el punto afectado.

Estos sáculos se encuentran con mayor frecuencia en las secciones del colon donde es probable que haya flacidez, como en el ciego, el colon transverso y la flexura sigmoidea (Gant). Cualquier aumento de la presión dentro del intestino, cualquier debilitamiento del tono muscular de la pared en su conjunto, de hecho, cualquier causa que pueda actuar para debilitar la pared en cualquier punto, ofrecerá la oportunidad para una protrusión herniaria y dará lugar a divertículos o sáculos. Dada una serie de bolsas resultantes de la debilidad relativa de la pared intestinal y que contienen materia fecal y posiblemente cuerpos extraños, podemos predecir con bastante facilidad las diversas líneas de desarrollo patológico que probablemente seguirán estos divertículos. Hay que tener en cuenta dos aspectos: el factor mecánico y el elemento bacteriológico o tóxico. Toda masa fecal no expulsada periódicamente tenderá a inspirar y se convertirá en un nido para la flora bacteriana de diversas especies y virulencia, lo que, combinado con la rotación mecánica de las concreciones, provocará casi inevitablemente algún tipo de reacción inflamatoria. Así pues, es de esperar que encontremos hiperplasia fibrosa, con el resultado habitual de contracciones del tejido recién formado. Si los organismos presentes son muy virulentos, es probable que se produzca una inflamación aguda o ulceración, e incluso gangrena. En los casos más leves, es probable que encontremos ulceración que dé lugar a la formación de abscesos locales crónicos, un proceso del que las adherencias son una secuela inevitable (Lynch). Las víctimas de divertículos son a menudo, de hecho, generalmente obesos, porque en tales pacientes es propenso a haber un desarrollo excesivo de los apéndices epiploicos y también de grasa bajo la capa serosa del intestino, lo que disminuye la resistencia de la pared a cualquier presión adicional que pueda ser ejercida. Estas bolsas son, por la misma razón, mucho menos frecuentes en los sujetos jóvenes (Hurst). Según Pfahler, las constricciones del colon son más frecuentes en las flexuras hepática, esplénica y sigmoidea, aunque pueden producirse en cualquier parte. El carcinoma es especialmente propenso a producirse en la flexura sigmoidea, el ciego y el recto, y cuando está presente suele limitarse a una zona relativamente pequeña en la fase inicial. Los primeros síntomas del carcinoma a menudo se pasan por alto; el paso de una ligera cantidad de moco sanguinolento, en ausencia de hemorroides o lesiones rectales benignas, debe despertar inmediatamente la sospecha. Cuando se plantea la cuestión de la malignidad, todos los esfuerzos para limpiar

el intestino deben realizarse con la máxima precaución, y

la condición exacta debe aclararse mediante el uso de

radiografías. Cualquier interferencia con el drenaje

colónico conducirá a algún tipo de trastorno intestinal,

por lo que es obvio que el mantenimiento de un drenaje

adecuado es una cuestión de la máxima importancia.

Dado que las bacterias colonizan el colon del mismo modo

que lo hacen en las placas de agar, cualquier foco de

infección bacteriana putrefacta puede ser un factor

determinante en la producción de dolencias sistémicas.

Algunos de estos microorganismos de putrefacción

producen un exudado en la pared intestinal, formando lo

que he denominado adherencias intestinales interlineales.

La matriz de estas adherencias se compone de fibrina,

moco y células linfáticas, dentro de las mallas de la fibrina se encuentran numerosas células pequeñas y redondas y unos pocos polimorfonucleares, que cuando se tiñen se encuentra que contienen estreptococos y estafilococos en cultivo casi puro.

Estas adherencias, ayudadas por la angulación o el espasmo colónico, pueden distorsionar el colon en todo tipo de formas, produciendo bolsas de diversas dimensiones, así como constricciones capaces de causar estrangulación grave. Case, que ha realizado un extenso trabajo radiográfico sobre las anomalías y enfermedades del colon, es una autoridad para la afirmación de que se puede deducir del trabajo de Eastman, Hertzler y Jackson, en particular de este último, el hecho de que es posible que existan adherencias colónicas extensas como resultado de la estasis intestinal crónica, incluso cuando no somos capaces de obtener ningún antecedente que apunte a la existencia de cualquier inflamación intestinal previa. La idea de que la catarsis drena el sistema no es correcta. El fluido se acelera a través del canal alimentario antes de que la absorción pueda tener lugar, y por lo tanto priva al cuerpo de los fluidos necesarios. Por lo tanto, después del uso de catárticos, nos encontramos con una gravedad específica pesada en la orina, y que una cantidad reducida se elimina. La irrigación del colon en relación con catárticos compensará esta condición, como una gran cantidad de líquido es absorbido por este órgano después de irrigaciones. Esto aumenta el volumen de la orina, y el aumento de líquido se puede notar en la circulación por la plenitud del pulso después de los riegos. Probablemente no hay parte del cuerpo que requiera más cuidado y atención que el colon, y es igualmente probable que ninguna otra parte del cuerpo haya sido tan uniformemente descuidada. Más que eso, autoridades muy eminentes -el más conspicuo tal vez sea Sir Arbuthnot Lane- han declarado que el colon es un órgano superfluo y superado, que sólo existe para dar problemas, y cuya extirpación total de la economía humana sólo puede resultar en beneficio de quien lo pierde. Otra escuela de estudiosos de las funciones digestivas, habiendo comparado cuidadosamente las longitudes relativas de los colones de diferentes géneros de animales, declaran ahora que los de los herbívoros son mucho más largos que los de los carnívoros; que el colon humano es relativamente tan largo como el del caballo, y mucho más largo que el del tigre de Bengala; por lo tanto, es evidente que el hombre es, o debería ser, vegetariano, y que si volviera a su dieta natural todos sus problemas de colon terminarían rápidamente.

Quedan, sin embargo, algunos que, habiendo prestado considerable atención al asunto, todavía creen que el colon puede ser "reformado" y, con el cuidado y tratamiento adecuados, devuelto a su condición original de inocuidad y eficacia. Aunque sin duda muchas enfermedades tienen su origen en el colon, esto no quiere decir que sea un órgano superfluo, sino más bien que lo hemos utilizado mal y lo hemos descuidado, pasando por alto totalmente su gran importancia en la economía humana. La generación de venenos bacterianos en el tracto digestivo y su absorción en el torrente sanguíneo o en el sistema genitourinario da lugar a una larga serie de enfermedades. Si podemos idear un medio para vaciar esta incubadora bacteriana y mantenerla libre de infecciones, habremos recorrido un largo camino hacia la "reforma" del colon.

Cualquier intento de limpiar la parte inferior del canal digestivo debe presuponer un conocimiento completo de la anatomía y la fisiología, no sólo de las partes que están directamente involucradas, sino también de toda la región abdominal. Además de este conocimiento, uno debe también poseer una comprensión completa de las reacciones químicas de cualquier solución o de la otra medida terapéutica que se empleará. E incluso cuando todo esto se ha adquirido completamente, todavía es necesario dominar la técnica operativa y llegar a poseer una habilidad y destreza manual que sólo resultan de una larga y variada experiencia. Es mi propósito en la actualidad para describir una técnica para la irrigación de colon diseñado para satisfacer las necesidades que he esbozado en los párrafos anteriores, y para explicar los pasos por los que el colon, incluso cuando gravemente enfermo, puede ser restaurado a la función natural y el vigor. El equipo que he empleado durante los últimos tres años representa el desarrollo gradual de una experiencia muy amplia, y su eficacia actual es el resultado de muchos experimentos e intentos de resolver una amplia gama de problemas.

Mi instrumento más importante es un tubo ciego de cincuenta pulgadas -cincuenta francesas- provisto de una punta afilada, en forma de concha. Esta punta afilada, cuando se pasa lentamente en el canal intestinal, se deslizará de cualquier pliegue que pueda encontrar, el extremo es flexible con el fin de doblar alrededor de ángulos agudos, mientras que el cuerpo del tubo es más rígido hace que sea posible levantar el colon. Se necesitan varias sondas más, ya que debemos tener una pequeña y una grande, y éstas también deben ser blandas y flexibles para preparar el camino a la sonda rígida del ciego. La sonda cecal es rígida cuando es nueva, pero se ablanda con la esterilización y, cuando se utiliza un gran número, recorre una gran escala en flexibilidad. El irrigador consta de una grúa giratoria, un bastidor construido para alojar tres tanques de vidrio (uno de tres galones y dos de dos cuartos), un pequeño tanque para la solución antiséptica y otro para alojar cultivos bacterianos. Cada tanque está equipado con una tapa y con bombillas eléctricas para mantener la solución a una temperatura fija, y de las tapas cuelgan termómetros para registrar la temperatura de la solución en el fondo de los tanques. Un tubo de vidrio de cuatro puntas está conectado mediante tubos de goma con llaves de paso que se fijan a los tres tanques. Un tubo largo de goma comunica con la punta inferior de vidrio, que a su vez está unida a una válvula de tres vías. Una de las puntas de la válvula de tres vías es perpendicular y tiene dos pies de tubo de goma para la succión que transporta el flujo de salida a una botella grande. El otro extremo, que apunta paralelo al paciente, está provisto de un tubo giratorio unido mediante un tubo de goma a un tubo recto de vidrio utilizado para conectar el tubo rectal. También hay un punto de observación donde se puede observar el retorno. La válvula de tres vías descansa sobre un brazo plegable sujeto a una mesa de operaciones especial provista de una cisterna y un recipiente de cristal con luz eléctrica para facilitar la inspección y medición de la descarga intestinal. Después

de una experiencia que se extiende por más de diez años,

he encontrado el uso alternativo de soluciones hechas

mediante las siguientes fórmulas para ser más

satisfactorio:

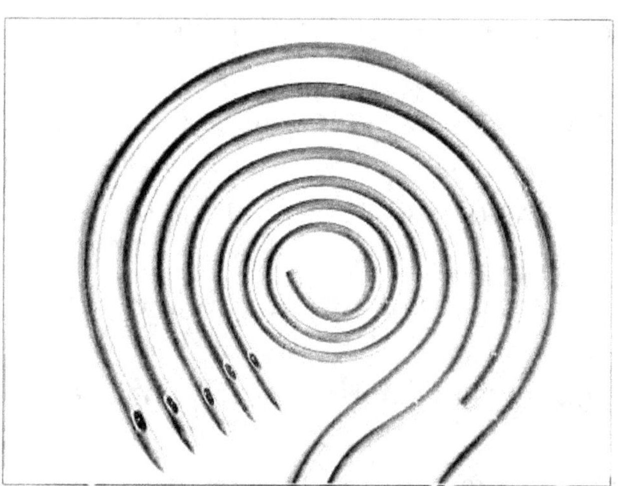

Fig. 12. Different sizes of rectal tubes. The upper instrument is called the *large rectal tube*; second, the *large colon tube*; third and fourth, *medium-sized rectal tubes*; fifth and smallest, the *forceps*. (Eighteen years of experimentation were required to perfect the shape of this point so that it could be readily passed into the rectum, and its production was only possible through the untiring assistance of Messrs. George Tiemann and Company, to whom I am much indebted.)

Primer día:

Solución en depósito de tres galones

Clorozeno 0,05%, temperatura 37°C.

Solución en tanque pequeño

Collene 1 a 8.000, temperatura 50°C.

Segundo día:

Solución en depósito de tres galones

Clorozeno 0,05%

Solución en tanque pequeño

Dos cucharaditas de la siguiente solución en un litro de

agua:

85% ácido fosfórico 3 dracmas

A. clorhídrico (C. P.) 6 dracmas

Permanganato potásico 1 dracma

Agua destilada suficiente para hacer un galón.

Temperatura 50°C.

Tercer día:

Solución en depósito de tres galones

Clorozeno 0,05%.

Mezclar: Carbonato de sodio, dram 1 al cuarto de galón

Solución en tanque pequeño

Quinosol 1-20.000

Mezclar: Fosfato de sodio 2 onzas

Temperatura 50°C.

Si se utiliza aguarrás, queroseno o cualquier sustancia

aceitosa, se mezcla con ictiol, que forma una emulsión. Al

desacoplar el tubo rectal, esto se puede aplicar con una

jeringa grande de goma dura. Debe utilizarse una solución de emetina (3 granos por litro) en días alternos con quinina (100 granos por litro) cuando se desee destruir parásitos, incluida la ameba.

Es imposible describir la posición anatómica variable de los diferentes defectos de los órganos viscerales. Podemos enumerar bajo coloptosis: Ciego grande y flácido; colon ascendente dilatado; colon transverso atrofiado; redundancia del colon transverso; colon descendente con sigmoide que causa angulación retardada de las flexuras esplénica y hepática y del sigmoide; insuficiencia ileocecal; atonicidad marcada; y dilatación del íleon terminal con dilatación del duodeno y del estómago acompañada de ptosis marcada.

Esta última afección puede existir con o sin adherencias externas, pero nunca sin una gran cantidad de heces y gases. La flora li junto con otros microbios putrefactivos. La gastroenteroptosis exige un alivio inmediato, y esto puede lograrse mediante el uso hábil de sondas rectales junto con soluciones antisépticas y un cultivo virulento de B. acidophilus.

En el tratamiento de la gastroenteroptosis o coloptosis, coloque al paciente en decúbito lateral izquierdo al iniciar la irrigación. Sólo cuando el colon está en transposición se empieza con el paciente tumbado sobre el lado derecho. Con la sonda rectal completamente llena con la solución del tanque grande, y teniendo mucho cuidado de que se expulse todo el aire, pinzar la sonda cerca del extremo con una pinza de esponja y lavar el recto con una solución de sosa salina y cloruro de cal. Lubrique el recto y el extremo de la sonda con vaselina estéril, introduzca la punta en el recto, retire las pinzas y deje fluir de seis a diez onzas de solución en el recto; aplique el corte y deje escapar el gas y la materia fecal; repita este proceso hasta limpiar el recto. Dilate el intestino y comience a avanzar con la sonda. Nunca intentes avanzar con la sonda sin que fluya el agua. Tanto si puede avanzar como si no en este punto, cierre el flujo y deje que salga el líquido. Vuelve a dilatar y tantea en busca de una abertura. De este modo, levantará pliegues y dilatará ángulos para que la sonda pueda avanzar, ya que los resultados dependen del paso del instrumento hasta el ciego.

A veces hay que eliminar una gran cantidad de residuos tanto de las bolsas grandes como de las pequeñas, y estos residuos pueden contener incluso semillas de sandía o material similar cuando hace mucho tiempo que no es temporada. En un caso, un paciente enfermó violentamente después de comer una sandía almizclera y se negó a comer la fruta a partir de entonces. Ocho meses más tarde, le extraje las semillas de una gran bolsa del colon transverso. La presión del agua empuja el intestino hacia delante y permite el avance de la sonda. Cuando se extrae la solución, la tripa vuelve a caer sobre la sonda. La solución debe volver a encenderse y la sonda debe avanzar más allá del pliegue anterior. Este no es siempre el caso, pero es una situación común en la ptosis y cuando existen tales pliegues. Es necesario aprender a diferenciar entre las heces y los intestinos palpando con la sonda, y cuando la sonda va recta, gira en ángulo, hace un bucle en el intestino o pasa por una angulosis paralela El intestino debe estar preparado para el paso de la sonda rígida al ciego, de modo que pueda adoptar la forma de un imán, la punta en el ciego. En esta posición arqueada, la sonda empuja hacia arriba el colon transverso y coloca todo el órgano en una buena posición drenable. El paso de una sonda rectal a través del colon rompe las adherencias intestinales interlineales y dilata los ángulos, destruyendo incluso las adherencias externas sobre la superficie del lumen. La dilatación del intestino con solución por estiramiento del lumen ayuda mucho a romper las adherencias externas. Nunca he encontrado una estenosis intestinal, aparte de las producidas por operaciones quirúrgicas o neoplasias malignas, que no se debiera a una constricción causada por la colonización de bacterias putrefactas que habían producido espasmos o adherencias interlineales intestinales.

La solución en el tanque grande mantenida a 37°C. no enfría ni excita la acción peristáltica y es de gran ayuda en la limpieza del intestino. La colocación del tubo para la aplicación de la solución a alta temperatura en el tanque pequeño estimula la circulación y la acción muscular, y cuando se aplica en el ciego provoca la contracción y produce resultados notables al provocar fuertes ondas cecales que transportan tanto la solución como los residuos al recto. El colon se limpia sin molestias para el paciente. La solución a 50°C. tiene un efecto limpiador y tónico sobre el colon y distribuye los antisépticos por toda la superficie. Es en esta fase del tratamiento cuando se obtienen los resultados más notables, ya que se establece el drenaje y las ondas peristálticas del canal alimentario

comienzan a alcanzar sus terminales, el ciego y el recto,
induciendo la acción de los órganos secretores.

Las píldoras catárticas compuestas, una o más dadas
diariamente, alternando cuando sea necesario con aceite
de ricino una onza y media, granos de mentol tres, tintura
de yodo mínimos diez, mezclados, resultarán un auxiliar
útil.

Después de diez días o dos semanas de tratamiento diario,
se puede esperar un estado bastante bueno de los
intestinos, favorable para la implantación de B.
acidophilus. He obtenido buenos resultados de estas
implantaciones sólo cuando los intestinos fueron
preparados previamente con antisépticos. Después de la
preparación, el valor terapéutico de B. acidophilus es muy

grande para aliviar la inflamación, eliminando grandes cantidades de residuos que consisten en secreciones orgánicas y entretelas intestinales. El color de las heces cambia a amarillo, y el olor se vuelve menos ofensivo. Siguiendo esta condición, usted encontrará no sólo el color y el olor de las heces cambiado, pero la eficiencia de la digestión aumentado. Cuando se regula la dieta no habrá partículas de alimentos no digeridos. El alimento se ha actuado tan a fondo sobre que cuando está mezclado con agua forma una solución perfecta. No hay duda de que esto se debe indirectamente al cambio de flora. El B. acidophilus no es inflamatorio y no tiene cualidades combativas capaces de destruir el crecimiento de otros organismos. Su acción en el canal alimentario es neutra, permitiendo así que las fuerzas combativas del organismo actúen sobre las bacterias infecciosas.

Tras el tratamiento antiséptico diario del intestino, se administra calomel o pastillas catárticas compuestas por la noche con un frasco de citrato de magnesia por la mañana, y el paciente recibe una irrigación de agua estéril a 36°C. desde el tanque grande y llegando al ciego si es posible. A continuación se cierra el agua y se deja drenar, tras lo cual se introduce en el ciego una solución de diez onzas de dextrosa o lactosa que contiene aproximadamente de cuatro a seis mil millones de B. acidophilus a 50°C. desde el tanque pequeño. Se retira la sonda hasta el recto y se aplica agua estéril del tanque grande hasta que el paciente se queje de molestias. Para comprobar las ondas peristálticas del ciego, se deja que el paciente expulse el líquido inyectado. Después de que el intestino se aquiete, dar una planta rectal de cuatro onzas de la misma cantidad de bacterias, a la misma temperatura que la planta del ciego, colocando al paciente durante veinte minutos sobre su lado derecho. Esta planta debe ser retenida. La irrigación y la implantación deben continuarse durante tres días seguidos, luego cada dos días durante al menos diez implantaciones; luego dos veces por semana durante diez implantaciones; luego una vez por semana según sea necesario a partir de entonces. El paciente no debe sentir ningún shock ni debilidad durante el tratamiento, salvo el efecto psicológico. A veces se produce un estado de reposo relajado, pero se estimulan los órganos vitales en funcionamiento, especialmente el corazón. Se debe tener precaución y juicio en la aplicación de soluciones calientes o ictiol en casos de esclerosis arterial, lesiones cerebrales o alteraciones cardíacas, ya que se debe recordar que este tratamiento es estimulante.

Casos clínicos.

I. Caso del Dr. W. H. Tompkins. Sra. W. L. B., cincuenta años; examinada el 22 de junio de 1921. Se quejaba de agotamiento, indigestión y estreñimiento. El estómago estaba ptosado, la curvatura mayor estaba dos pulgadas por debajo del ombligo; el colon mostraba una marcada ptosis, con un gran hundimiento en el transverso y el sigmoide, y también estaba angulosado en la flexura esplénica. El ciego era grande, y el íleon terminal, que estaba dilatado, mostraba peristaltismo inverso. Todo el colon estaba marcadamente atónico. Retroversión del útero. El examen de la flora intestinal reveló un gran número de B. aerogenes capsulatus, estreptococos, estafilococos y B. coli. A partir del 22 de junio de 1921, se administraron doce tratamientos con soluciones antisépticas y veinte implantaciones por el método Shellberg, que se prolongaron durante un período de tres meses y medio. Al cabo de este tiempo, la flora colónica no presentaba estreptococos, y se había reducido el número de estafilococos, aërogenes capsulatus y bacilos del colon, mientras que había un buen crecimiento de B. acidophilus. 1 de marzo de 1922 -después de ausencia en Canadá- los cultivos del colon mostraron un crecimiento considerable de acidophilus, unos pocos bacilos del colon y estafilococos, y algo de B. aëro- genes capsulatus.

Estreñimiento prácticamente ausente; buen drenaje colónico. El examen físico en este momento después de una irrigación mostró una excelente condición sistémica general. La bolsa en el colon transverso casi había desaparecido, y la tracción de los ligamentos redondos había llevado al útero hacia arriba y todos los demás órganos caídos habían sido prácticamente restaurados a sus posiciones normales.

II. Caso del Dr. A. J. Walscheid. J. W., cincuenta y siete años. El paciente tenía un aspecto demacrado y agotado, y su historia presentaba un cuadro típico de neurasia. Llevaba años estreñido, pero hasta hace seis años no presentaba síntomas gástricos marcados. Desde entonces presentaba eructaciones gástricas, meteorismo, flatulencias, borborigmos y trastornos digestivos. Como sus dientes estaban en mal estado, se sugirió naturalmente una autointoxicación de origen bucal. El análisis de orina mostró una marcada alteración del metabolismo inducida por la falta de concentración urinaria debido a la anemia y la toxemia. La gastroptosis estaba presente con una ptosis decidida del colon y una válvula ileocecal permeable. Diagnóstico. Colitis crónica; autointoxicación con neurastenia; gastroenteroptosis. Después de la irrigación del colon por el método de Shellberg se informó del siguiente estado: Gastroenteroptosis con estasis sanguínea debido a la anulación del colon. Sigmoides ptosado por debajo de la cresta ilíaca; angulación aguda de la flexura esplénica; marcada re dundancia del colon transverso, con angulación de la flexura hepática; ciego grande y flatulento; marcada atonía. Se dilató el íleon terminal y se extrajo una gran cantidad de heces retenidas del sig-moide. El ángulo de la flexura esplénica también se dilató y la sonda pasó al colon transverso, del que se extrajeron

masas de heces que contenían coágulos de sangre oculta.
El examen de la flora intestinal, el 31 de enero de 1922,
mostró numerosos estafilococos y unos pocos
estreptococos, bacilos del colon, B. aërogenes capsulatus
y bacilos grampositivos. Se administraron veinte
tratamientos por el método Shellberg, complementados
con medicación consistente en extracto suprarrenal y
tiroides con lecitina. El 28 de febrero, la digestión era
buena, el meteorismo y el borborigmo habían
desaparecido, la flatulencia ocurría raramente; el estado
general había mejorado mucho, "mucha energía".
Shellberg informó de un buen drenaje del colon, y el colon
transverso se contrajo y se elevó tres pulgadas. La
angulosis desapareció. Durante los tratamientos se
eliminó una gran cantidad de entretela intestinal. 10 de
marzo de 1922, estado general excelente; el soplo

anémico del corazón había desaparecido y hubo un

aumento de diez libras de peso desde el comienzo del

tratamiento. Se suspendió la medicación, pero se ordenó

continuar con las irrigaciones de colon, con implantes de

acidophilus una vez por semana, complementados con

acidophilus por vía oral. Un caso típico de

gastroenteroptosis con caquexia, que cede fácilmente al

tratamiento adecuado.

REFERENCIAS.

Case, J. T.: Investigación radiográfica del colon. Surg.,

Gynec. and Obst., 19:581, 1914. Gant, S. G.: Constipation,

Obstipation and Intestinal Stasis (Estreñimiento,

estreñimiento y estasis intestinal). 2ª ed. W. B. Saunders,

1916. Harley, V., y Goodbody, F. W.: The Chemical Investigation of Gastric and Intestinal Diseases. E. Arnold, 1906. Hurst, A. H.: Constipation and Allied Intestinal Disorders. 2ª ed. H. Fronde, 1919. Kellogg, J. H.: Higiene del colon. Good Health Pub. Co., 1916. Kendall, A. I.: Bacteriology; General, Pathological and Intestinal. 2nd ed. Lea and Febiger, 1921. Lynch, J. M.: Diseases of the Rectum and Colon. Lea and Febiger, 1914. Pfahler, G. E.: Adhesiones y constricciones del intestino; su demostración y significado clínico. J. A. M. A., 59:1770; 16 de noviembre de 1912.

Cifras:

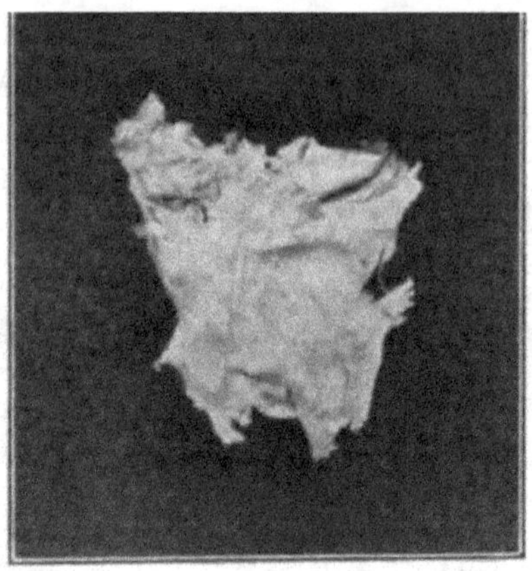

Fig. 1. Membranous mass removed from a diverticulum showing a heavy growth of staphylococci. Patient suffering from coloptosis. Large dilated cecum. This patient was treated for ten years for dermatitis herpetiformis involving the entire body, the symptoms of which have now entirely disappeared.

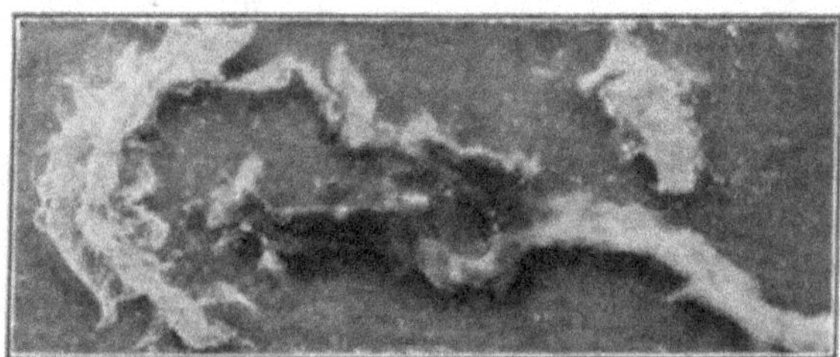

Fig. 2. Intestinal interlining adhesions removed from an angulosis in the sigmoid following the clean-up treatment and implantation of *B. acidophilus*. The specimen shows decomposition. The intestinal flora are staphylococcus, streptococcus and *B. coli*.

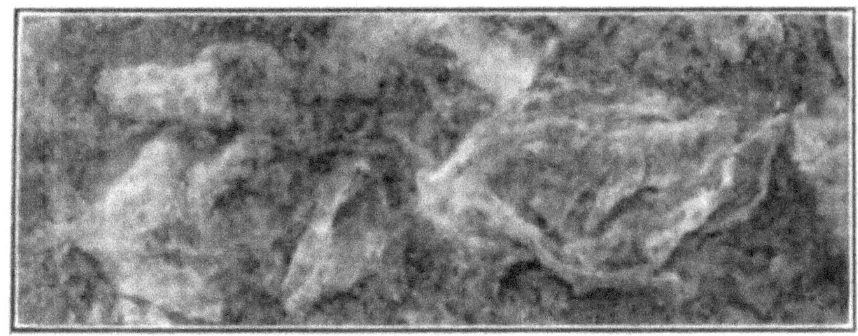

FIG. 3. Membrane and feces removed from a large pocket in the transverse colon following ten treatments including the application of ichthyol.

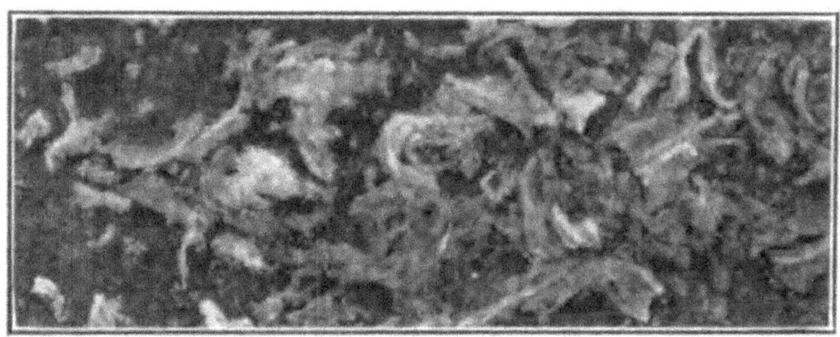

FIG. 4. Specimen removed from same patient following the fourth plant of *B. acidophilus*. Note the breaking down of the membrane.

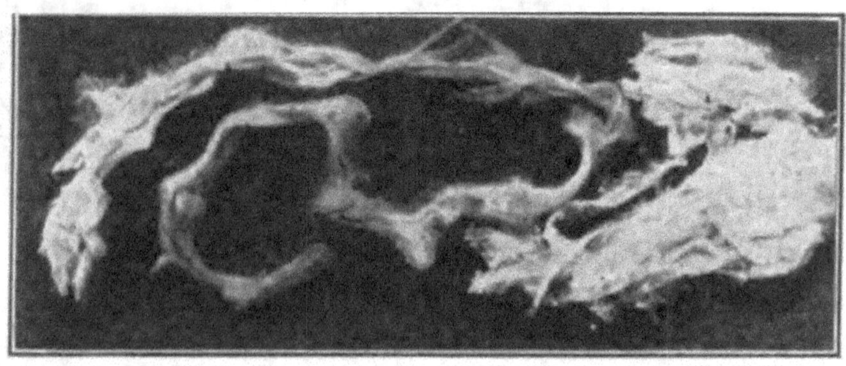

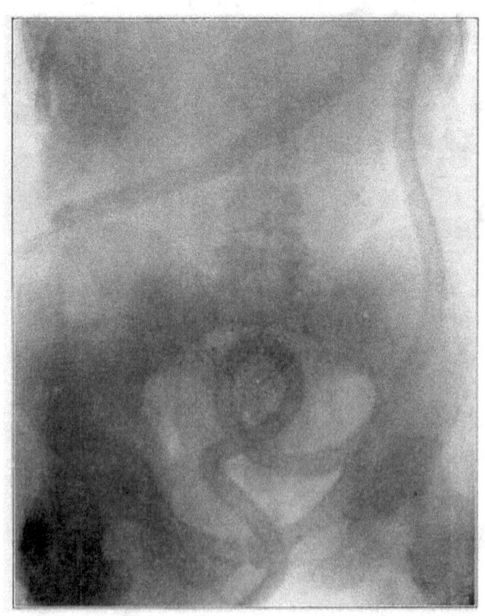

Fig. 5. Intestinal interlining adhesions causing a partial constriction removed from a fold in the sigmoid following clean-up and the fourth implantation of *B. acidophilus* in a patient suffering from coloptosis.

www.ingramcontent.com/pod-product-compliance
Lightning Source LLC
Chambersburg PA
CBHW051855250726
48659CB00006B/2213